# 正しい手の洗い方

感染症を防ぐために何よりも大切なことは、手洗いです。せっけんを〔…〕ボみでよく洗い、よくすすぐことも重要です。手洗いについて、くわしくは1巻の38〔…〕

①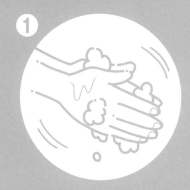
手を水にぬらし、せっけんを泡立てて手のひらを合わせてこする。

②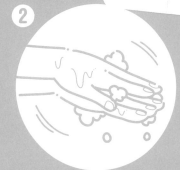
手の甲にもう一方の手のひらを重ねて、手の甲を洗う。手を入れ替えてもう片方も洗う。

③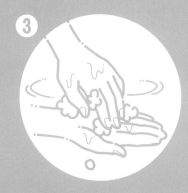
手のひらに片方の指先をあて、くるくる円をかくように指先を洗う。もう片方の手も洗う。

④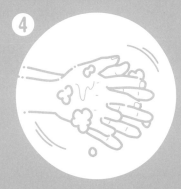
両手の指をくむようにして指の間を洗う。

⑤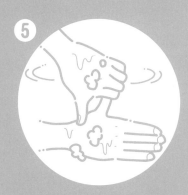
親指を片方の手でにぎり、くるくるとねじり洗いをする。手を入れ替えて、もう片方も洗う。

⑥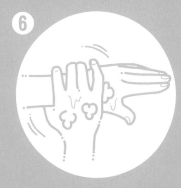
手首をもう一方の手でつかみ、くるくるとねじり洗いをする。手を入れ替えて、もう片方も洗う。

⑦
流水で（水を流しながら）手についた泡をよく洗い流す。

⑧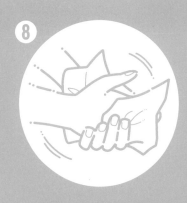
ペーパータオルや清潔なハンカチ、タオルで、やさしく手の水分をふきとる。

# 知っておきたい！
# 新しい生活様式②

## 学校生活での感染予防と新しい生活様式

監修／佐藤昭裕（日本感染症学会専門医）

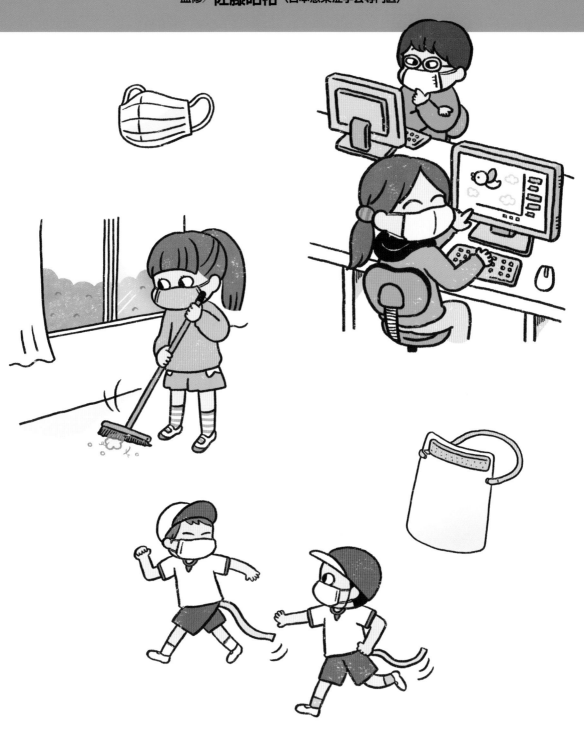

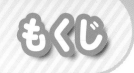

## 登場人物紹介

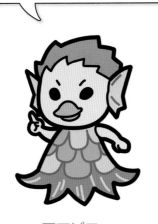

ハロー。ぼく、アマビエくん！「アマビエ」っていう、妖怪の子どもなんだ。妖怪っていっても、こわくないゾ！　ぼくたちは、病気を追いはらう、ありがた～い妖怪なんだ。えっへん！

アマビエくん

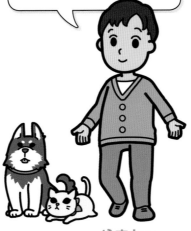

ぼく、やまと、小学４年生。ペットの犬はドラ、ねこはコロっていいます。２ひきと遊んでいる時間がとても楽しいから、おうちですごすのが大好きなんだ。

やまとくん

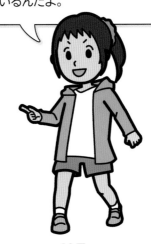

わたしは、はる。小学４年生だよ！好きなことは、食べること‼　だから給食の時間は、いつも楽しみにしているんだ。外で遊ぶのも大好き！　公園にも毎日遊びに行っているんだよ。

はるちゃん

# 学校生活でできること

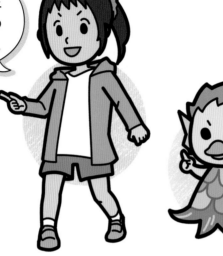

学校はどうしても三密になるから気をつけないといけないね。

でも、対策をしっかりすればできることはいろいろあるよ。

## ⚠ 安全に学校生活を送るための3つのポイント

### 1 基本は手洗い

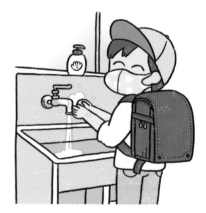

いろいろなものにさわる手は、細菌やウイルスがいちばんくっつきやすいところです。その手で目や鼻、口などをさわると、そこから体の中に細菌やウイルスが入ってしまいます。それを防ぐためには、手を洗うことがいちばん大切です。せっけんをつけてていねいに手を洗い、水でしっかりと流しましょう。

### 2 マスクをつける

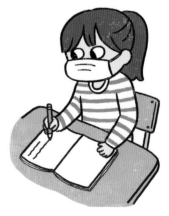

細菌やウイルスは、せきやくしゃみをしたときのしぶきの中にいます。マスクをしていれば、人のしぶきをあびない、自分のしぶきを人にあびさせないという効果があります。でも、それは人が近くにいる場合です。

公園などの広いところで、周りの人とはなれてすごせる場合は、マスクをする必要はありません。

# 3 三密※をさける

人とすごすときは、2ｍくらいはなれましょう。人がたくさん集まると、きょりをあけることが難しくなるので、あまり大勢で集まらないことも大切です。人とのきょりが十分にあけられないときは、マスクをつけましょう。

また、建物の中ですごすときは、1時間に1回、5〜10分間をめやすに窓や戸を開けて空気を入れかえるようにしましょう。

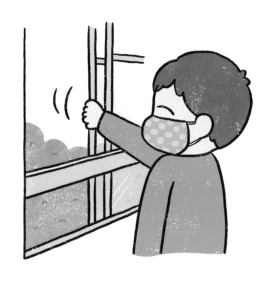

## 毎日忘れずに持っていこう！

### ハンカチ

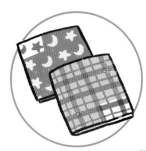

手を洗ったら、自分のハンカチでふきましょう。人に貸したり、借りたりしてはいけません。

### マスク

どんなマスクでもいいですが、清潔なものを使いましょう。布マスクは洗剤やせっけんでよく洗い、十分にかわいてから使うようにしましょう。

＋

### ＋ ティッシュ

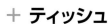

自分で持っていれば、すぐに鼻水をふいたり、鼻をかんだりすることができます。鼻をかんだあとは、すぐに手を洗いましょう。

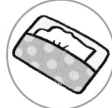

### ＋ マスク入れ（ビニール袋など）

給食や体育の時間にマスクを外したときは、カバンやポケットなどに直接入れずに、マスク入れやビニール袋にしまいましょう。

＋

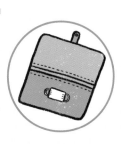

✏ 安全に学校生活を送るために自分で気をつけたいことや疑問に思ったことを書こう。

※コピーして使おう。

見てみよう！　※三密→1巻 P.18、19

# ▶ 登校前に気をつけること

## 出かける前に熱を測ろう

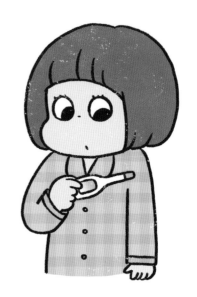

　毎朝、学校へ行く前に熱を測りましょう。日付を書いた表を作っておいて、そこに何度だったか記入するようにすると便利です。学校で「健康観察表」を用意されている場合は、忘れずに記入して持っていきます。

　37℃から37.5℃以上あったら休むようにいわれることが多いですが、数字はひとつのめやすでしかありません。熱が37℃より低くても、具合が悪いなと感じたら無理をせずに休むことが大切です。

---

### ‼ こんなしょう状があったら、学校に行かない

#### ⚠ 熱がある

いつもより熱が高い（めやすとして、37℃～37.5℃以上）ときは、学校を休みましょう。熱が低くても具合が悪い場合は、おうちの人にちゃんと伝えましょう。

#### ⚠ せきが出る

熱が低くても、せきが出たり、のどの痛みやはれがあったりするときは、無理をせずに休むようにしましょう。

#### ⚠ 体がだるい

熱が低くても、体がだるかったり、いつものように体が動かないと感じるときは、無理をせずに休むようにしましょう。

※感染者が多い地域や増えつつある地域では、おうちの人にかぜのしょう状が見られたときも、学校を休むようにします。

---

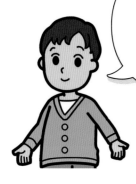

この他、新型コロナウイルスにかかると、においや味がわからなくなることがあるから、「おかしいな？」と思ったら、おうちの人にいおうね。

万が一、自分がウイルスに感染していたらと考えて、少しでも体調が悪いと感じたら、無理をしないで学校を休もう。

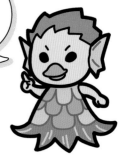

# ▶登校時に気をつけること

## 集団で行かない

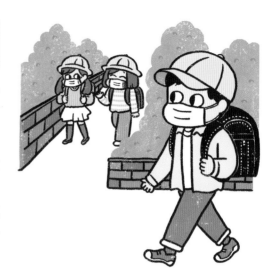

　集団で登校すると、どうしても密接・密集になりやすいので、なるべく小人数で登校するようにしましょう。

　ひとりで登校していても、とちゅうで友だちに会い、あいさつすることもあるので、マスクはつけておきましょう。

　二人や三人で登校するときも、マスクをして、なるべく近くでしゃべったり、ふざけて顔などにさわったりせずに登校することが大切です。

> ひとりで学校に行くときや、分散登校で登校時間がずれるときは、防犯の面での心配があるよ。なるべく、人目のある道を通り、こわいことがあったら防犯ブザーを鳴らそうね！

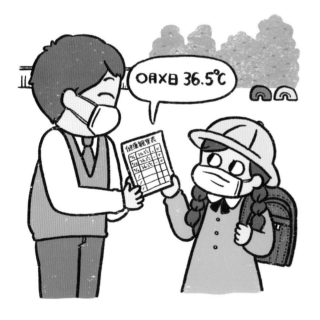

## 「健康観察表」を提出する

※学校によって「健康観察表」の提出がないなど、対応は異なります。

　「健康観察表」は、家で熱を測った結果や家族や自分の体調などを記入し、ハンコをおしてもらって学校に提出するものです。教室に入る前、校庭やろうかなどで、先生にわたすことになっている学校が多いようです。

　体温の記入やハンコをおしていないと、教室へ入る前に、別室で確認してもらう必要があります。

> 記入やハンコを忘れたときは、教室に入る前に決められた部屋で検温して健康かどうかを先生に確認してもらうよ。

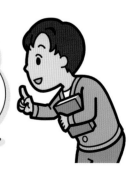

# 教室に入る前に必ず手を洗おう<sup>※</sup>

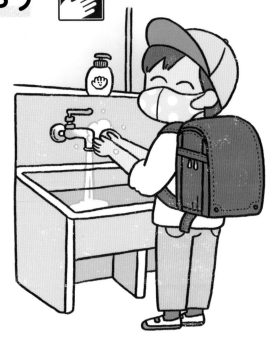

手は、自分が思っている以上に、いろいろなところをさわっています。もしかしたら、自分の手に細菌やウイルスがくっついているかもしれません。その手で、教室にあるものをさわると、クラスのみんなにも細菌やウイルスがくっつき、友だちが感染してしまうかもしれないのです。

そういったことを防ぐために、教室に入る前には必ず手を洗いましょう。水で流しただけでは細菌やウイルスは落ちないので、正しく洗いましょう。

## ❗気をつけるポイント

### ☑ 液体せっけんでしっかり洗おう

固形のせっけんをみんなで使うと、直接ふれることで細菌やウイルスが手についてしまうかもしれません。固形のせっけんより、一回分ずつちょうどよい量を手にとれる液体せっけんをなるべく使うとよいでしょう。

### ☑ ハンカチは自分のものを使おう

手を洗ったあとにふくハンカチやタオルは、自分のものを使います。人に貸したり、借りたりするのはやめましょう。忘れたときは、先生にいいましょう。

## うがいはとなりにならんでしない

うがいをしたときに飛ぶしぶきの中に、細菌やウイルスがいることがあります。となりにならんでうがいをすると、それをあびたり、人にあびせたりすることがあるので、ならんでうがいをするのはやめましょう。

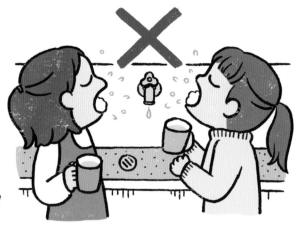

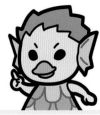
口から飛び散るしぶきのことを"ひまつ"というよ。くわしくは10ページを見てね。

 見てみよう！ ※正しい手の洗い方→1巻 P.38、39

# ▷授業中に気をつけること

## 席をはなす

感染レベルが2、3と高い地域では、教室で人と人のきょりを、前後左右で2mほどはなすのが理想です。でも、教室の広さから考えると、それだけのきょりをあけて席につくのはなかなか難しいかもしれません。

そのため、人と人とのきょりをはなすだけでなく、全員がきちんとマスクをつけ、おしゃべりをしないことがとても重要です。

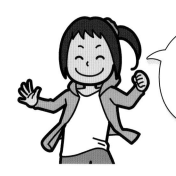

人と人の間のきょりがあけられない場合は、マスクをつけて換気をしようね。

**感染レベル2、3地域の例**

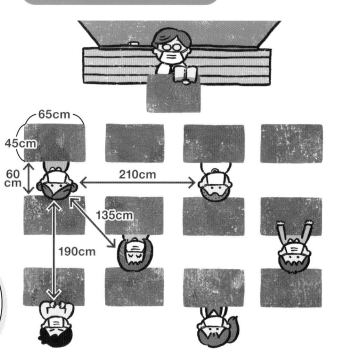

65cm
45cm
60cm
210cm
135cm
190cm

## ⚠️ 地域の「感染レベル」と学校生活

新型コロナウイルスなどの感染症の広まり方は、地域によって差があります。そこで、住んでいる都道府県の感染状況をふまえつつ、学校での行動の基準を3段階のレベルに分けた「地域の感染レベル」が考えられました。

たとえば、感染レベルが高いレベル3のときは、部活動など自由意思での活動は時間や人数を限定して行い、感染レベルが低いレベル1になったら、感染症対策をしたうえで通常どおり行えるといったことを決めています。

| レベル1 | レベル2 | レベル3 |
|---|---|---|
| **感染レベル：低** | **感染レベル：やや高** | **感染レベル：高** |
| ・教室などでは1mをめやすに、なるべくきょりをはなすこと。<br>・感染する可能性の高い教科活動は、適切な対策をしたうえで行う。 | ・教室などでは1mをめやすに、なるべくきょりをはなすこと。<br>・感染する可能性の低い教科活動から、適切な対策をしたうえで、少しずつ行う。 | ・教室などでは2mをめやすに、なるべくきょりをはなすこと（最低1m）。<br>・感染する可能性のある教科活動は、行わない。 |

（文部科学省・学校における新型コロナウイルス感染症に関する衛生管理マニュアル「学校の新しい生活様式」（2020.12.3 Ver.5）より）

# 授業中はしゃべらない

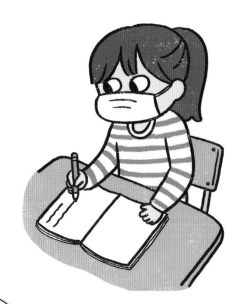

　教室でも、人と人とのきょりを十分にとる必要がありますが、教室の大きさを考えると難しい場合があります。そこで、授業中は、おしゃべりをしないことが大事になります。本来、授業中はむだなおしゃべりをする時間ではありません。みんなが前を向いて、なるべくきょりをとり、マスクをしておしゃべりをせずに授業を受ければ、感染のリスクを減らせます。

　体調が悪いなど、どうしても知らせたいことがあるときは、手をあげて、先生に伝えましょう。

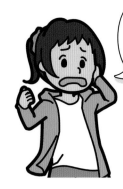

授業中は、ずっとマスクをしていないといけないのかな？

人とのきょりが十分にとれていて、しゃべらないのだったら、マスクを外してもいいんだよ。

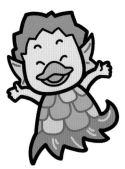

## ❗「ソーシャルディスタンス」って？

　「人とのきょりを２ｍあける」ということをよく聞きますね。２ｍというのは、"ひまつ"が飛ぶきょりです。ひまつとは、せきやくしゃみをしたときや、声を出したときに飛ぶつばの細かいしぶきのこと。この中に細菌やウイルスがいるかもしれないので、人にあびせたり、人からあびたりしないように２ｍはなれるのが、「ソーシャルディスタンスをとる」ということなのです。

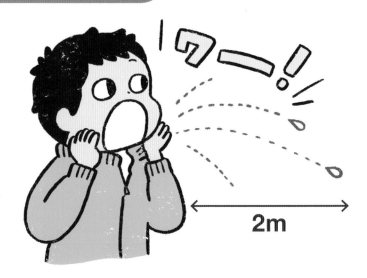

ワー！

2m

### ❗気をつけるポイント

☑ "ひまつ"が飛びやすいのはこんなとき

- ● 大きな声を出す
- ● どなる
- ● 歌を歌う
- ●「パピプペポ」などの破裂音をいう

# ▶ マスクを 外したときに 気をつけること

夏場の暑いときや運動するときなど、マスクを外すときは次のことに気をつけよう。

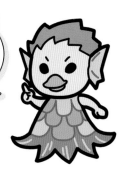

## しゃべらない

マスクを外してしゃべると、周りの人にひまつが飛びます。自分が感染しているかもしれないと考えて、マスクを外したときはしゃべらないようにしましょう。

## 人ときょりをとる

マスクを外しているときに近くにいる人としゃべってしまうと、相手にひまつが飛んだり、相手のひまつが自分に飛んだりしてしまいます。

マスクを外したときは、人とのきょりをとるようにしましょう。

## 自分の顔をさわらない

マスクをしているときは、顔をさわらないようにしていても、マスクを外すとつい、さわってしまうことがあります。

ウイルスがついた手で、目・鼻・口にさわると、そこから細菌やウイルスが体の中に入ってしまうことがあるので、顔をさわらないようにしましょう。

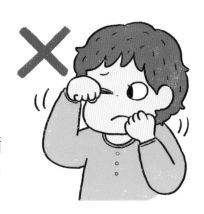

### 人が無意識に顔をさわる回数

人は無意識のうちに顔をさわっています。1時間の平均で右の回数さわっていました。

| | |
|---|---|
| 目 | 3回 |
| 口 | 4回 |
| 鼻 | 3回 |

（出典：厚生労働省ホームページより）

知らないうちにけっこう顔をさわっちゃうんだ！気をつけよう！

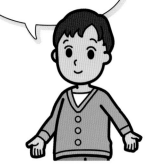

## 「せきエチケット」を守る

せきやくしゃみが出そうになったら、ハンカチやティッシュ、上着の内側やそでなどで口をおおいましょう。

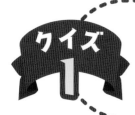

# クイズ 1 　教室のどこに ウイルスがたまりやすいかな？

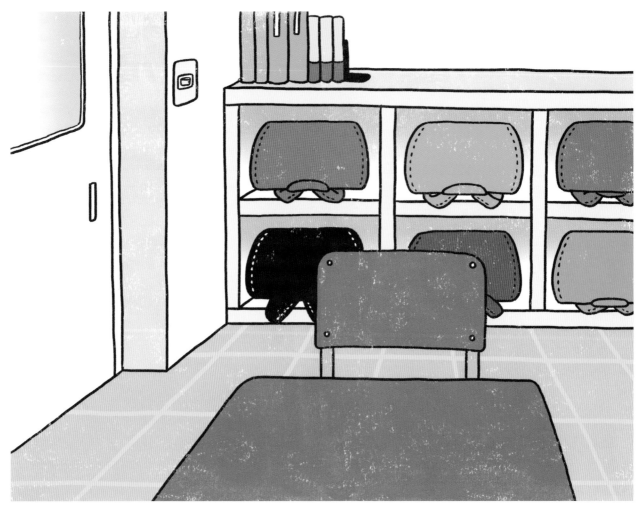

 ヒント

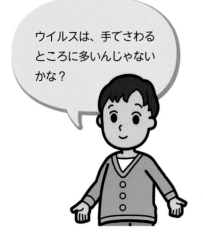

ウイルスは、手でさわる
ところに多いんじゃない
かな？

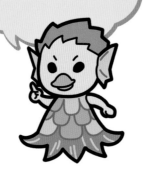

教室の中って、いろいろ
なところをさわるよね？

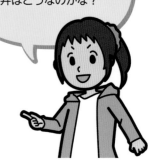

じゃあ、さわらない床や
天井はどうなのかな？

答えは 14 ページ ➔

## クイズ2　教室を換気するときは、どこを開けたらいいかな？

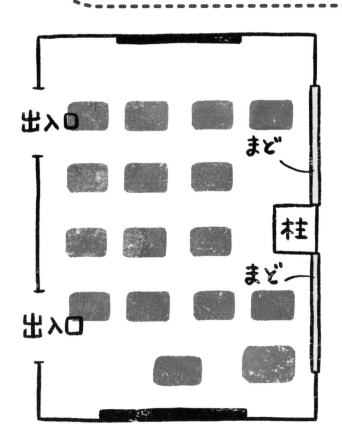

出入口

まど

柱

まど

出入口

 ヒント

換気をするときは、二か所を開けると、空気が流れていくんだって。

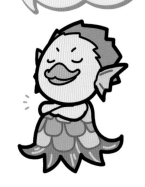

答えは14ページ →

# 換気ができないときは？

　夏や冬にエアコンを使っているときや、大雨のときなどは、窓を閉めきっていることが多いかもしれません。

　しかし、感染を防ぐためには、こういうときでも換気が重要です。エアコンを使っていても、1時間おきに5〜10分間は窓を開けて空気を入れかえましょう。大雨のときは、窓を細く開けるなど、工夫をしましょう。

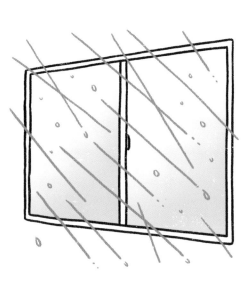

真夏は熱中症を防ぐために、窓を開けて換気をするときも、エアコンはつけておいたほうがいいんだって。

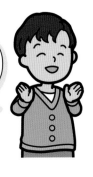

## クイズ 1 の答え　みんながさわる場所にウイルスはたまりやすい

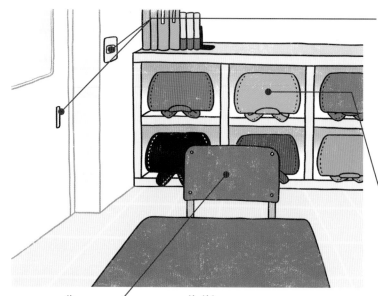

### ドアの取っ手や電気のスイッチ

ドアの取っ手は、教室に出入りするときに必ずさわるものです。電気のスイッチは、ドアほどではないですが、だれもが手でふれることのある場所です。

### 人のランドセルやたな

ランドセルやたなは、基本的には使う人しかさわらないはずですが、よくさわるものです。何かのひょうしにウイルスがつく可能性があります。人のものにはなるべくさわらないようにしましょう。

### いすの背もたれの上の部分と机全体

いすや机も、使う人しかさわらないはずですが、使っている人の手にウイルスがついていたり、別の人がウイルスを手にくっつけた状態で知らずにさわっていたりする可能性も考えられます。

かべや床、天井など、人がさわることが少ない場所は、ウイルスがついている可能性は低いみたいだよ。

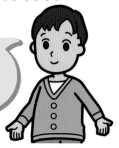

## クイズ 2 の答え　対角線上の窓と入り口を開ける

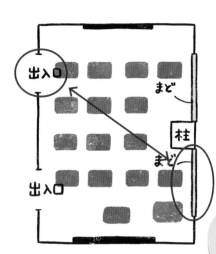

出入口　まど　柱　まど　出入口

換気をするときは、空気の入り口と出口で二か所開けるのが基本です。最も空気が入れかわりやすいのは、対角線上のドアや窓を開けたときです。

教室や部屋を換気するときは、ドアや窓がななめに位置しているところを開けるようにしましょう。ななめに位置していないときは、なるべく遠いドアか窓を二か所開けるとよいでしょう。

空気はせまいほうから広いほうに流すとスムーズに流れるから、風向きをみて空気が入ってくる側の窓を15cmくらい開けて、出ていく側を大きく開けよう。

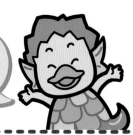

## 他に ウイルスがたまりやすい場所は？

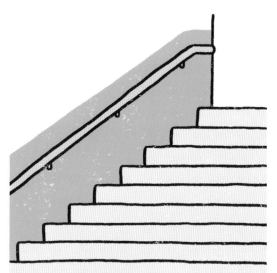

### 階段の手すりなど

ウイルスが最もたまりやすいのは、みんながさわる場所や、何回もさわる場所です。

階段の手すりは、手でつかまるためにあるものですから、ウイルスはたまりやすくなります。しかし、階段を上り下りするときに手すりを使わないと危険な場合もありますから、さわったあとは手を洗うようにしましょう。

他に玄関やトイレのドアなども同様です。

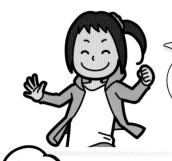

玄関やろうかなどは、教室にいる時間と比べてそこにいる時間が短いから、教室の中よりもウイルスは少ないよ。

## ウイルスがたまりやすいものに気をつけよう

### ゴミ箱

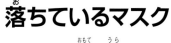

ゴミ箱には、鼻をかんだあとのティッシュなど、ウイルスがくっついている可能性が高いものが捨てられているので注意しましょう。フタのついているゴミ箱を使ったほうが安全です。

ゴミ捨て当番などでゴミ箱にさわったあとは、必ず手を洗いましょう。

### 落ちているマスク

マスクの表や裏には、ウイルスがくっついている可能性が高いので注意しましょう。拾うときは、ビニール手袋を使うなど、素手ではさわらないようにしましょう。

### 他人のもの

人の落としものやかさなどをさわったら、手を洗いましょう。また、人の上ばきやくつなどは、手でさわらないようにしましょう。

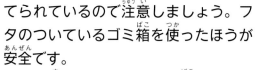

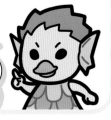

もし、人のものをさわっても、あとで手を洗えばだいじょうぶ。また、たとえまちがえて人のくつをはいてしまっても、足からウイルスはうつらないから安心してね。

<br>

# 授業中はどうする？

# 教科別に注意したいこと

## 体育

### マスクはきょりをとれて しゃべらない場合は 外してＯＫ

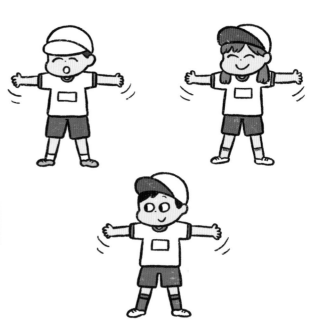

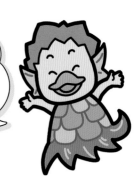

体育の授業は、なるべく外で行うほうが安全です。ただし、運動しているときや、夏の日差しが強いときにマスクをしていると、体調が悪くなることがあります。人とのきょりが十分にとれて、しゃべらない場合は、マスクを外してもだいじょうぶです。無理してマスクをつけ続けないようにしましょう。

とちゅうできょりが近くなったり、しゃべったりするときは、マスクをつけましょう。

> 十分にきょりを保てるように、地面に印をつけるなど工夫をしている学校もあるよ。

**クイズ 3** 校庭で体育をする間、外した マスクはどうしたらいいかな？

あ マスク入れに入れて、教室に置いてくる。

い ビニール袋に入れて、体操服のポケットの中に入れておく。

答えは 18 ページ ➡

# 体育館では、2.5ｍずつきょりをとる

体育館は十分広さがありますが、屋内になるため、校庭で授業を行うときよりも少し注意が必要です。窓や戸を開けて、十分に換気を行いながら運動をするようにしましょう。

体育の授業を行うときは、体育館でも校庭でも、人と人とのきょりを広めにとるようにしましょう。教室などでは２ｍほどはなれれば十分ですが、運動したときは息があがり、呼吸をしたときにひまつが遠くまで飛ぶことがあるからです。2.5ｍずつきょりをとるとよいでしょう。

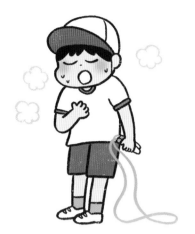

## こんな体育競技がおすすめ

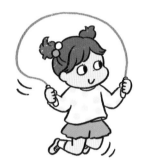

### なわとび

なわとびは、人とのきょりを保ち、ひとりでできる競技ですから、感染をあまり気にせず取り組むことができます。ただし、体育館などの屋内で行うときは十分に換気をして行いましょう。

ダンスなら、リモートで教わることもできるね！

### ダンス

ひとりでできるダンスなら、なわとびと同じように、換気に注意して取り組むことができます。

集団でおどる場合も、きょりがとれていればだいじょうぶです。ただし、おどりながら声を出すようなものは、やめておきましょう。

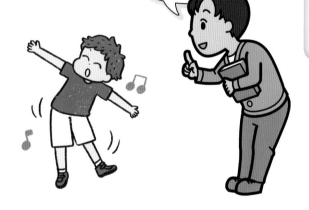

## ボールなど、共通の道具を使う競技をするときは……

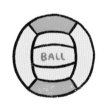

ドッジボールやバスケットボールのように、ボールをさわる競技をしているときは、その手で自分の顔をさわらないようにしましょう。ボールをさわった手で、人の顔より上にさわらないように注意することも大切です。

競技が終わったら、すぐに手を洗うようにしましょう。

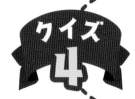 これはできるかな？
できないかな？

❶ 水泳の授業は？

〇 できる
✕ できない

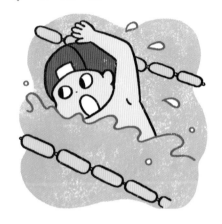

❷ 体操服の貸し借りは？

〇 できる
✕ できない

考えてみよう

あせにウイルスはいないって聞いたことがあるけど、体操服の貸し借りはしてもだいじょうぶなのかな？

答えは 19 ページ ➔

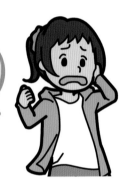

クイズ 3 の答え

（い）ビニール袋に入れて、体操服のポケットの中に入れておく。

体育の授業のとちゅうや、教室への移動中など、人とのきょりが近くなったり、しゃべったりする場合もあります。すぐにマスクをつけられるよう、ポケットにしまうか近くに置いておきましょう。

ビニール袋に入れずに、直接体操服のポケットにマスクをしまうと、万が一マスクにウイルスがついていたら、ポケットにもウイルスがついてしまいます。マスクはビニール袋に入れて、体操服のポケットにしまいましょう。

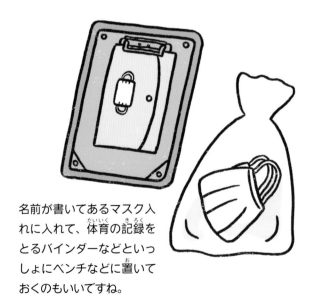

名前が書いてあるマスク入れに入れて、体育の記録をとるバインダーなどといっしょにベンチなどに置いておくのもいいですね。

# 着がえるときは密に注意する

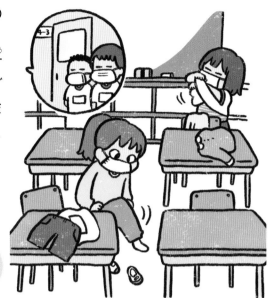

体操服に着がえるときは、密集・密接になりやすいので、できるだけはなれるようにしましょう。

また、着がえ中は、窓や戸を閉めるため、換気が不十分になるので注意が必要です。おしゃべりをせずに、できるだけ早く着がえ、すんだ人から移動するようにしましょう。友だちを待っていると、密集してしまうので、部屋の外で待つようにしましょう。

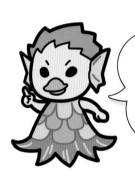

プールの授業の前に、水着に着がえるときも同じだよ。プールの水から感染することはほぼないけど、教室や更衣室での着がえ中は三密になりやすく、感染のリスクが高くなるので注意しよう。

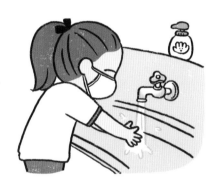

# 体育の授業が終わったあとも、必ず手を洗おう

体育の授業では、ボールなどの共有の道具にさわることが多いので、手にウイルスがついている可能性が高くなります。授業が終わったら必ず手を洗いましょう。

## クイズ 4 の答え

### ❶ できる

学校のプールの水は、次亜塩素酸ナトリウムなどで消毒されています。また、プールには大量の水があるので、仮にウイルスがあっても、すぐにうすまります。

泳いでいるときより、プールサイドにいるときなど、周りに人がいるのにマスクをつけていないときのほうが感染しやすいので、十分に注意しましょう。

### ❷ できない

あせの中にウイルスはいませんが、体操服の貸し借りはやめておいたほうがいいでしょう。

特に上に着るものは、着たりぬいだりするときに、首を通します。その際、顔の部分に体操服がふれると、そこにくっついていたウイルスが目や鼻、口などから入ってきて感染することもあるので注意しましょう。

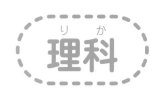

## 実験する前とあとは
## 手を洗おう

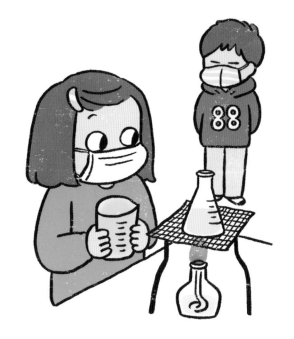

　理科の授業で行う実験は、グループで道具を共有する場合がほとんどです。自分の手にウイルスがついていると考えて、実験前に手を洗いましょう。共有の道具をさわるのですから、実験後にも手を洗います。

　また、実験中は、結果を見ようとして集まるなど密接になりやすいので、マスクをして、しゃべらないようにしましょう。

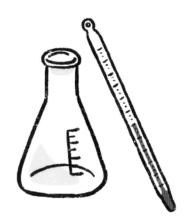

## 使った道具は
## 消毒する必要がある

　みんなで使った道具には、ウイルスがついている可能性が高いので、使い終わったら消毒をしてからしまう必要があります。

　ただし、実験道具には危険なものや、アルコール消毒ができないものもあるので、必ず先生の指示にしたがいましょう。

> 道具によって消毒方法がちがう場合があるから、消毒は先生の指示にしたがうか、先生に任せよう。

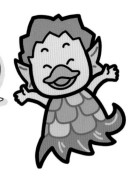

### ❗気をつけるポイント

☑ **実験中も換気をする**

　実験中は、グループ内で集まるなど、密接になることが多いので、窓や戸を開けて、換気を行いましょう。

☑ **実験中、マスクや顔をさわらない**

　共有の道具を使った手には、ウイルスがついているかもしれないので、実験が終わるまではマスクや顔をさわらないようにしましょう。終わったら、すぐに手を洗いましょう。

## 図工・美術

# 材料の用意は、学校の指示にしたがおう

　箱や折り紙や、牛乳パックなど、工作に使う材料を家で用意して持ってくる指示が、あったときは、家で材料をそろえて持参しましょう。家にどんなものがあるかおうちの人に聞いてみて、家にあるものを工夫して何を作るか自分で考えてみるのもおもしろいですよ。

　学校で材料を用意する場合は、それを使うようにしましょう。

# 自分の道具を使おう

　絵をかくときの筆や絵の具、工作をするときのはさみやのりなどの道具は、なるべく自分のものを使いましょう。作業に夢中になっていると、道具をさわった手で顔にふれてしまうことがあります。そのため、なるべく共有の道具や、人から借りた道具は使わないようにしたほうがいいでしょう。

　どうしても共有の道具を使うような授業のときは、作業中に顔をさわらないように注意して、終わったらすぐに手を洗いましょう。

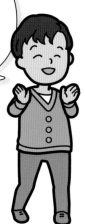

自分が作りたいものが決まったら、あらかじめ材料を用意して、図工の時間に忘れないように持っていこう。

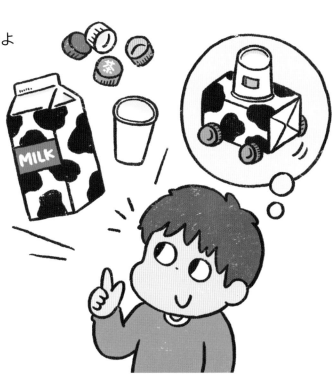

MILK

## こんなときはどうする？

# 忘れものをしたら？

　道具や材料を忘れてしまったときは、学校にあるものを借りたり、友だちから借りたりする必要があります。
　共有のものや、人のものを借りるときは、使う前とあとに、必ず手を洗うようにしましょう。

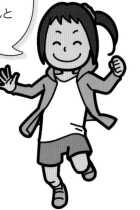

図工や美術に限らず、学校で使う道具は忘れないように、自分できちんと準備しようね！

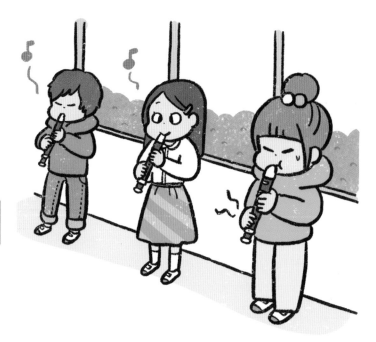

# 音楽

## リコーダーは密にならないように練習をする

　リコーダーの練習をするときは、はじめのうちは音を出さずに指で穴をおさえる練習をします。お手本の演奏を聞きながら、それに合わせて指でおさえるとよいでしょう。

　実際にリコーダーをふいて音を出すときは、小人数ずつ、ろうかなどのきょりをとれるところで行いましょう。また、リコーダーをふくときは、ひまつをあびたり、あびせたりしないために、向かい合ってふくのはやめましょう。

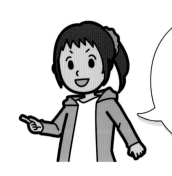

リコーダーのほかに、ピアノやタンバリンなど、共有の楽器を使うときは、手を洗うまで顔をさわらないようにし、使い終わったら手を洗おうね。

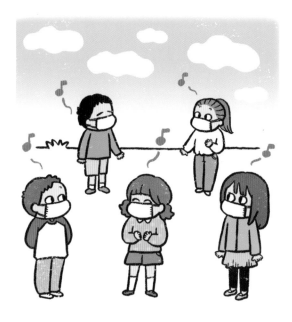

## 合唱は外で歌うのがおすすめ

　歌を歌うときは、どうしてもひまつが飛んでしまいます。換気のできる場所で、十分にきょりをはなす、向き合わないで歌うなどの注意が必要です。

　合唱の練習をするときは、外で行うほうが安全です。校庭などで、十分なきょりをとり、向き合わないようにして歌いましょう。外で歌うときは、他の人の迷わくになる場合もありますから、先生に確認しておくとよいでしょう。

**！気をつけるポイント**

### ☑ 室内で歌うときは換気とマスク

　教室など、室内で歌うときは、窓や戸を開けて常に換気をし、マスクをつけて歌うようにしましょう。この場合も、向き合わないようにすることが大切です。

# 家庭科

## 調理実習はマスクの着用と手洗いをてっ底する

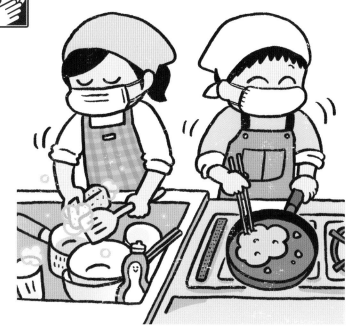

調理実習をするときも、作業をする前によく手を洗うことが大切です。また、試食するとき以外は、常にマスクをつけているようにしましょう。

調理をするための道具は、グループで共有しますから、理科の実験のときと同様に道具を使用する前後には手を洗いましょう。調理実習の場合、道具もすぐに洗えますから、使う前とあとに洗うようにしましょう。

作業の手順は、あらかじめしっかり覚えておく、メモに書いて置いておくなどして、作業中にしゃべらなくてよい状態にしておきましょう。

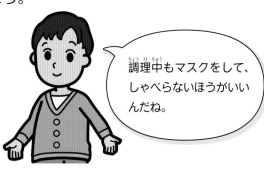

調理中もマスクをして、しゃべらないほうがいいんだね。

自分が使ったあとの道具を、他の人が使うときは、洗ってからわたすといいね。

### ❗ 気をつけるポイント

### ☑ 熱を通した料理がおすすめ

ウイルスには熱に弱い特ちょうがあります。万一、感染している人のひまつが料理に入ったとしても、ゆでる・焼くなど、一定の時間加熱してある料理なら安心です。

生野菜のサラダなど、加熱しないメニューのときは、特に注意しましょう。

### ☑ 試食のとき、しゃべらないようにする

試食のときは、マスクを外しているので、ひまつが飛ぶ可能性が高くなります。感想は、食べ終わってマスクをつけてから話すようにしましょう。

また、料理はひとり分ずつお皿に盛り、人にあげたり、もらったりしないようにしましょう。

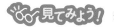

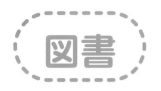

# 本にさわる前とあとは、必ず手を洗おう

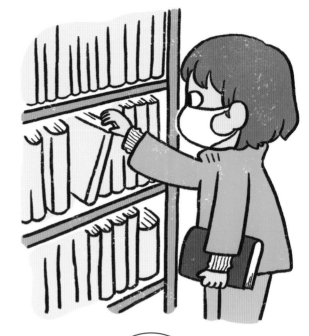

　図書室の本は、たくさんの人がさわるものですが、紙でできていますから消毒することができません。本にさわる前とあとで、しっかりと手を洗いましょう。

　本についたウイルスは、時間が経てば消えることがわかっています。そのため、返された本をすぐに本だなにもどさず、一時保管場所によけている図書館もあります。学校の図書室ではどうするのがいいか、先生に相談してみましょう。

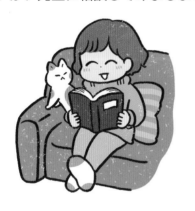

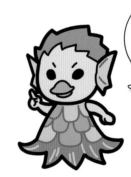

> 図書室から借りてきた本を家で読むときも手洗いを忘れずに。読みながらものを食べたり、顔をさわったりしないように注意しよう。

## 外国語活動

# マスクをして、対面にならないように

　外国語を発音したり、話を聞いたりするときは、マスクをして向き合わないようにしましょう。マスクをしたままだと声が聞き取りづらいかもしれませんが、静かに集中してよく聞くようにしましょう。

　発音するときの口の形や動きを知るために、先生がマスクを外して発音するときは、パーテーションなどを置く必要があります。あらかじめさつえいしておいた動画を見る、リモートで授業をするなどの工夫もできそうです。

> ペアで話すときは、机をななめにくっつけたりするといいね！

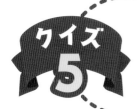 **クイズ 5** ⑦〜㋑のうち、ウイルスが最も残りやすいものはどれ？

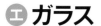 ⑦ **紙**

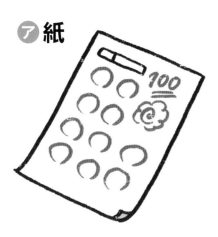

⑦ **プラスチック**

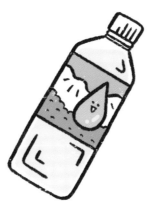

㋑ **木材**（もくざい）

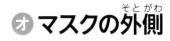

㋒ **ガラス**

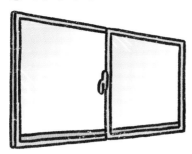

㋑ **マスクの外側**（そとがわ）

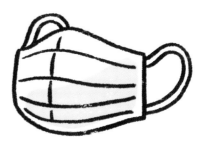

---

（じっけん じょうけん）
**（実験の条件）**

室温22℃　湿度約65%で、いろいろなものの表面についたウイルスの感染力がい持される時間を調べたものです。
（出典：米医学誌ニューイングランド・ジャーナル・オブ・メディシンより一部改変）

---

**考えてみよう**

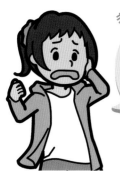

プラスチックにくっついたら、とれにくいんじゃないかな？

それぞれウイルスはどのくらいの時間残るのかなあ？

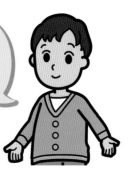

答えは 26 ページ ⟶

# クイズ5 の答え　オ　マスクの外側（そとがわ）

## それぞれウイルスが残（のこ）った時間は下のようになるよ。

| ア 紙 | 3 時間 |
|---|---|
| イ 木材（もくざい） | 2 日間 |
| ウ プラスチック | 3 日間 |
| エ ガラス | 4 日間 |
| オ マスクの外側（そとがわ） | 7 日間 |

マスクの外側（そとがわ）には、いろいろな人のひまつがついているかもしれません。その中にウイルスがあると、7日間も残（のこ）っている可能性（かのうせい）があるのです。

ゴミ箱（ばこ）に捨（す）てたマスクや、落ちているマスクを片（かた）づけるときも十分に注意（ちゅうい）しましょう。

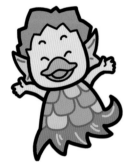

他（ほか）のものでも、ウイルスがどのくらい残（のこ）るか調（しら）べたよ。

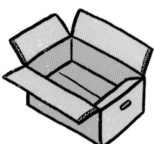

段（だん）ボール　24 時間

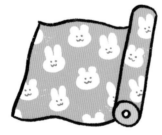

布（ぬの）　2 日間

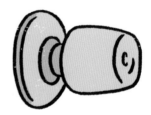

ステンレス　2〜3日間

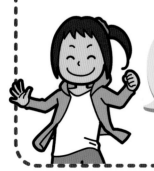

宅配便（たくはいびん）の箱（はこ）は、しばらく玄関（げんかん）に置（お）いておくのがいいんだね。

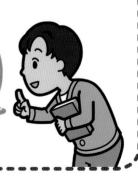

でも、急（いそ）ぐときは、箱（はこ）にさわってからよく手を洗（あら）えばだいじょうぶだよ。

# 特別活動

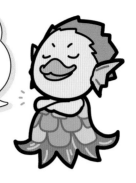

密にならずに、みんなでできる遊びがいろいろあるよ。工夫して楽しもう。

## アイデアを出し合って、お楽しみ会をやろう

### お楽しみ会でできることの例

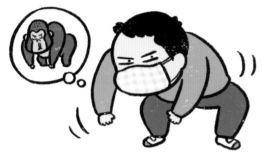

わかった〜

#### ジェスチャーゲーム

ものや動物の名前など、お題を書いた紙をたくさん用意します。出題者がそれを見て、身ぶり手ぶりでお題に書かれたものを表現します。その動きを見て、みんなでお題が何かを当てるゲームです。

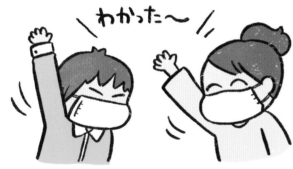

#### 「だれが」「どこで」「何をした」

ひとりにつき、色分けした紙を三まい用意し、「だれが」「どこで」「何をした」にあたる言葉を書きます。たとえば、「うさぎが」「月で」「もちつきをした」などです。

みんなが書いた紙を集めて、「だれが」「どこで」「何をした」に分けます。そして、よくまぜてから、一まいずつひいていって文を作ります。すると、「うさぎが」「会社で」「プロレスをした」のように、おもしろい文ができます。

#### まちがいさがし

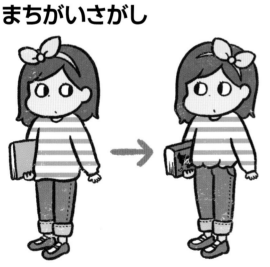

人でやるまちがいさがし。答える人に後ろを向いてもらって、上着をぬいだり、ぼうしをかぶったりして、さっきと変わったところを当ててもらいます。

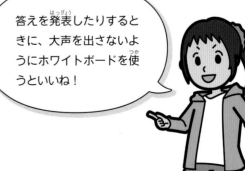

答えを発表したりするときに、大声を出さないようにホワイトボードを使うといいね！

## こんなときはどうする?

## グループワークをするときは?

→ **席の組み方を工夫しよう**

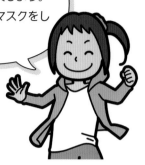

向かい合わないように、席の位置を工夫しよう。話し合いは、マスクをしたまま行うよ。

### 二人のとき

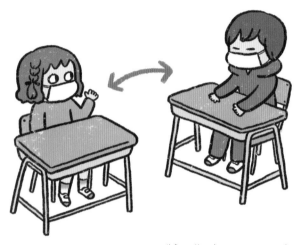

図のように、ななめに席を配置すると、向かい合わず、横ならびにもならないようにすることができます。

### 四人のとき

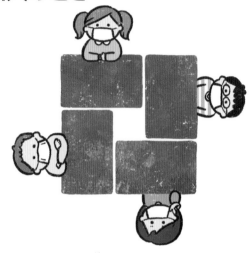

図のように、机をたてと横に配置すると、向かい合わずに、適度なきょりをとることができます。

### 五、六人のとき

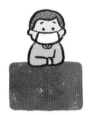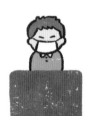
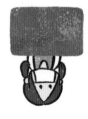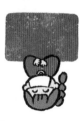

図のようにきょりをはなして机をならべ、真正面で向かい合わないように位置をずらします。となりの人とのきょりも十分にとりましょう。

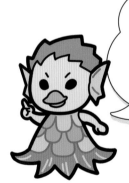

横ならびは、向かい合うよりも安全だといわれることもあるけど、会話するときはつい顔を向けてしまうので、向かい合うよりもきょりが近くなってしまうよ。

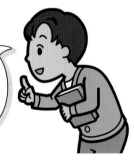

グループの人数を少なめにし、大声で話さなくても聞こえるようにするのがいいね。

## こんなときはどうする？

### 授業中に 具合が悪くなったら？

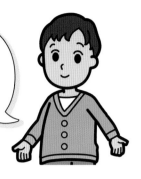

いつもだったら保健室に行っていたけれど、感染症がはやっているときは勝手に保健室に行かないようにしよう。

### ➡ まずは、先生に 具合が悪いことを伝えよう

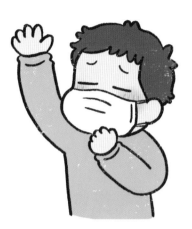

　具合が悪いときは、感染症にかかっている可能性を考えて行動する必要があります。他の人にうつすのを防ぐため、自分の判断で行動せず、すぐに先生に相談しましょう。

　勝手に保健室へ行くのもやめましょう。学校によっては、感染症にかかっているかもしれない人は保健室ではなく別の部屋を用意して、そこで休ませたり、帰るまで待たせたりしているところもあります。

### ❗ 気をつけるポイント

#### ☑ がまんをしない

　具合が悪いのに授業を受け続けると、もし感染症にかかっていた場合、周りの人にうつしてしまうことになります。

　少しでも調子が悪いなと感じたら、すぐに先生に伝えましょう。結果的に感染症にかかっていても、いなくても、それははずかしいことではありません。

#### ☑ ひとりで勝手に帰らない

　具合が悪いときにひとりで帰ると、感染症に対する、うつさない、うつされないための行動が十分にできないかもしれません。

　また、帰るとちゅうで具合が悪くなってしまったり、子どもをねらう悪い人に会ってしまったりという心配があります。

　自分勝手に行動せず、先生の指示をきくようにしましょう。

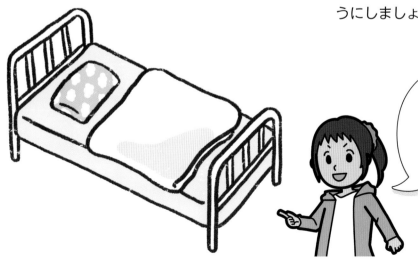

感染症にかかっているかもしれない人を休ませるベッドには、洗いがえできるまくらカバーや、かけぶとん代わりのバスタオルを用意し、使い終わったら洗えばだいじょうぶなんだって。

# 授業以外の時間で気をつけること

## 休み時間

でも、マスクをつける、手を洗う、顔をさわらないなどの感染予防対策をしていれば、友だちとも楽しく遊べるよ！

休み時間は先生の目がとどかないから、自分たちでより気をつけないといけないね。

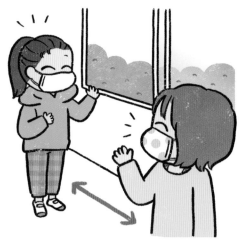

## 友だちと話すときは、きょりをあけて話そう

休み時間に友だちと話すときは、マスクをつけたまま、十分にきょりをあけるようにしましょう。時間があるときは、校庭など、外で話すのがいいですね。

校内で話すときは人の集まる教室を出て、窓を開けられるろうかなど、換気ができる場所へ行くのがいいでしょう。

### ！気をつけるポイント

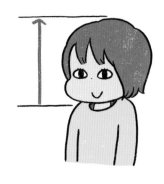

### ☑ 友だちの首から上はさわらないようにしよう

首から上、つまり顔やその近くにウイルスがつくと、目、鼻、口から体内に入り感染する可能性が高くなります。

自分の手にウイルスがついているかもしれないと考え、友だちの顔の近くはさわらないようにしましょう。

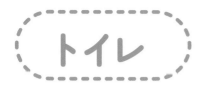
## トイレ

# 時間をずらして
# 混まないようにする

どうしても急いでいるときはいいですが、よゆうがあるときは、休み時間になって少し経ってから行くなど、混み合う時間にトイレを利用するのをさけるようにしましょう。

友だちにつき合ったり、つき合わせたりするのはやめましょう。ひとりで行き、用を足したらすぐに出るようにしましょう。

**❗気をつけるポイント**

### ☑ 流すときはフタを閉める

感染症の中には、便にウイルスがいるものもあります。便器のフタを開けたまま水を流すと、ウイルスが飛び散ることがあるので、フタを閉めてから流しましょう。

### ☑ トイレのあとは手を洗う

トイレのあとも、手にウイルスがついている可能性があります。液体せっけんをつけて、手をよく洗いましょう。洗ったあとは、自分のハンカチでふきましょう。

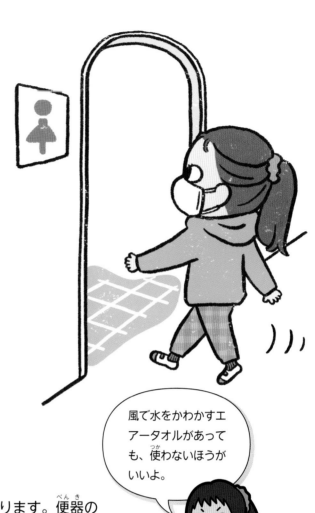

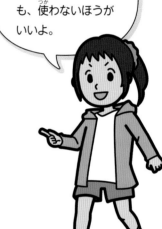

風で水をかわかすエアータオルがあっても、使わないほうがいいよ。

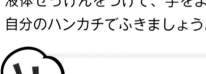
# チャイムが鳴らない学校は、
# 自分で時計を見て行動しよう

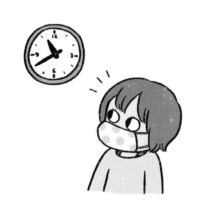

トイレの混雑をさけるため、休み時間をずらしてチャイムを鳴らさない学校もあります。

そういう場合は、自分で時計を見て、時間どおりに行動できるようにしましょう。規則正しい生活を送るための練習にもなります。

## 外遊び
（そとあそび）

# 密にならない外で
# 思いきり遊ぼう

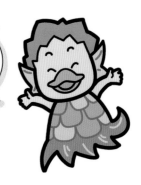

遊び方に工夫をすれば、思いっきり遊んでもだいじょうぶ。きょりをとりつつ、楽しく遊ぼう！

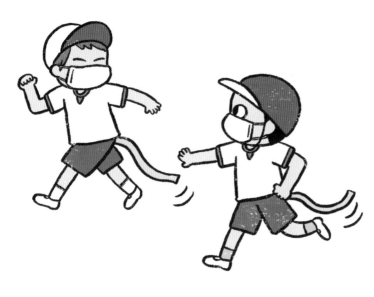

### しっぽ取り

　紙テープなどを切ってしっぽを作り、その先をスカートや、ズボンの中へ入れてぶら下げます。合図とともに走り出し、自分のしっぽを取られないように気をつけながら、みんなのしっぽを取る遊びです。しっぽを取られた人からぬけていきます。しっぽを取られずにたくさん取った人が勝ちです。

### かげふみおに

　おにごっこの一種で、かげをつかまえる遊びです。おに役をひとり決め、数をかぞえている間に他の人たちがにげ出します。おにには、他の人のかげを追いかけて、地面にあるかげをふみます。かげをふまれた人が、次のおにになります。

### フープを使った遊び

　地面にフラフープを置き、そこをそれぞれ家とします。おにをひとり決め、他の人は自分の家の中にいます。おにが「おひっこし」といったら、自分の家から出て、空いている別の家に入ります。そのとちゅうでおににタッチされた人が、次のおにになります。

### ケンパ

　土の上に石や棒などで、〇をいくつかかきます。〇がひとつのところは片足で、二つのところは両足を開いて立ちます。これを連続して、ジャンプしながら進む遊びです。〇がひとつのところでは「ケン」といい、二つのところでは「パ」といいながら遊びます。

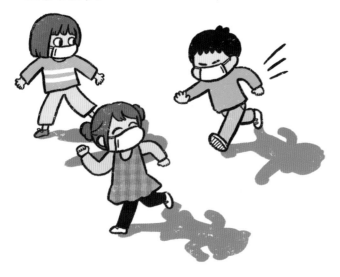

## !  気をつけるポイント

### ☑ 外で遊ぶときはマスクをつける

遊んでいると、走って呼吸があらくなったり、つい大声を出してしまったりすることもあります。外で遊ぶときも、基本的にはマスクをつけておきましょう。

### ☑ 教室に入る前に手を洗う

外にある何かをさわったときに、手にウイルスがついているかもしれません。教室へ入る前に、せっけんをつけてよく手を洗いましょう。

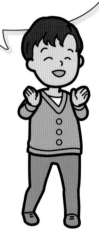

走って熱くなったり、外が暑かったりしたときは、人とのきょりをとってマスクを外してもいいよ。でも、そのときはしゃべらないようにしよう！

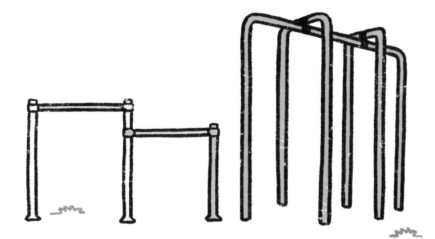

鉄棒やのぼり棒など、みんなが手をふれる場所にはウイルスがたまりやすいよ。遊んだあとはしっかり手を洗おうね。

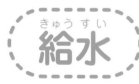

### 給水

## 水筒を持ってこよう

感染症が流行しているときは、ろうかにある給水機の水を飲むのはやめましょう。

遊んだあとや体育のあとなど、水分補給をすることは大切です。家から水筒を持っていって、その水を飲むようにしましょう。

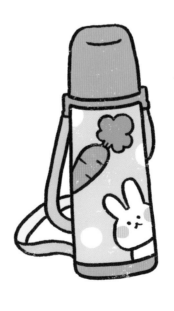

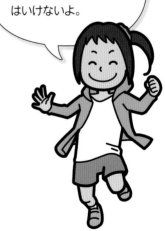

水筒を忘れても、友だちのをもらって飲むのはいけないよ。

# 他に 休み時間にやることは？

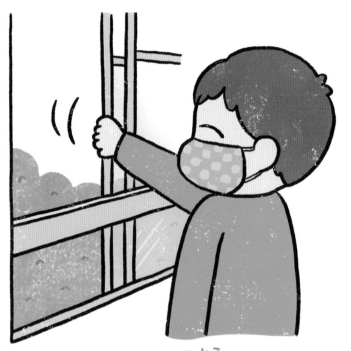

## 教室の換気<sup>※</sup>をしよう

換気は、1時間につき5〜10分間以上行うのがよいといわれています。天気が悪く、窓を開けにくいときでも、休み時間中は必ず換気をするようにしましょう。ドアも開けたままにしておくといいですね。

また、休み時間中はなるべく教室から出て、室内が密にならないようにするのもいいでしょう。

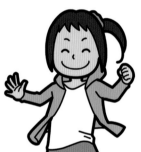

考えてみよう

教室内の空気が、よりよく流れるようにするには、どんなふうに換気をすればよかったかな？

## 手を洗おう<sup>※</sup>

感染症がはやっているときは、予防のためにできるだけこまめに手を洗うことが大切です。学校では、休み時間ごとに手を洗うようにしましょう。

手を洗うことに慣れてくると、雑になってしまいがちです。せっけんをよく泡立て、指と指の間までていねいに洗いましょう。洗い終わったあとは、流水で十分にすすぎましょう。

授業中は、無意識のうちに自分の顔をさわってしまうことも多いので、できるだけ手を清潔な状態にしておくことが大切です。

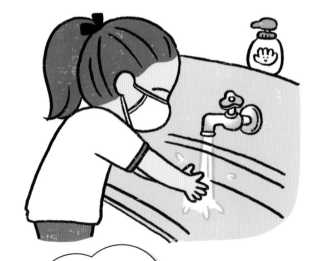

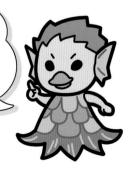

学校ではいろいろなものにさわっている可能性があるから、こまめな手洗いが大切だね。

# 集会（朝礼など）
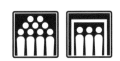

## やるとすれば、外か小人数で

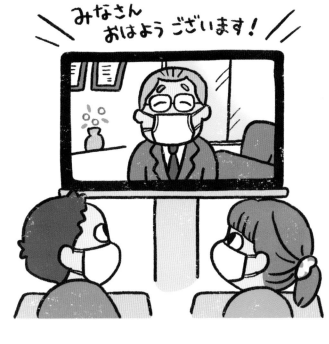

みなさん おはよう ございます！

感染症が流行している間は、大人数での集会はできるだけやらないほうがいいでしょう。屋内での集会は、特に注意が必要です。体育館などの会場できょりをとることができても、教室から会場までの移動中に密になることもあります。

どうしてもやる必要があるときは、全校ではなく学年ごとにするなど、できるだけ人数を少なくしたり、外で行ったりしたほうが安全です。

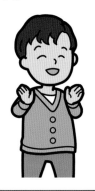

朝礼や全校集会などはリモートで行い、それぞれの教室で話を聞くようにするといいね。

リモートは「遠い」という意味で、インターネットなどを使ってはなれた相手とつながることだよ。

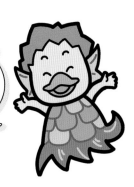

## ⚠ 気をつけるポイント

### ☑ マイクなどは 使い回さない

集会や放送などで複数の人が話すときは、マイクを使い回さないことが重要です。マイクを人数分用意するか、一回使うごとに消毒したほうがいいでしょう。

マイクには、ひまつがたくさんついているから、使い回すのは危険です。

### ☑ 移動するとき、 密にならないようにする

集会に参加するために、体育館などに移動するとき、せまいろうかや出入口などを通る場合があります。密になりやすいので、しゃべらないで一列にならんで進むなどの対応が必要です。

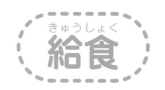
給食

# 食べる前には
# 手を洗おう

　給食を食べる前は、液体せっけんでしっかりと手を洗いましょう。特に洗い残しの多い親指や、つめ、手首のあたりまでていねいに洗うようにします。

　配ぜん係をする人は、給食の準備を始める前に着がえたときに手を洗いましょう。そのあとで共有の道具を使うこともあるので、食べる前にも手を洗ったほうがいいでしょう。

　どちらの場合も、手を洗ったあとは自分のハンカチで手をよくふきましょう。ちゃんとふけていないと手あれの原因になります。

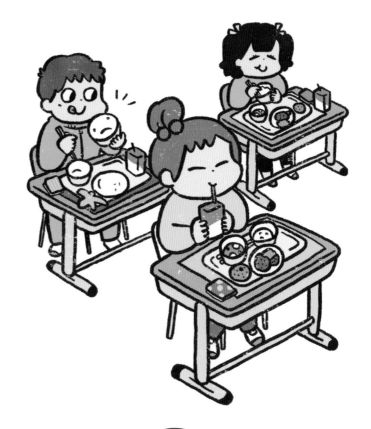

# しゃべらず、
# 前を向いて食べよう

　給食を食べるときは、マスクを外すことになります。マスクを外して話すと、ひまつが飛んでしまうので、食事中はしゃべらないようにしましょう。

　また、席を向かい合わせにしたり、となりどうしくっつけたりせず、全員ができるだけきょりをとり、前を向いて食べるようにしましょう。

> ２ｍ以上のきょりがとれていない場所でマスクを外すときは、しゃべらないほうがいいんだったね。

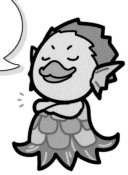

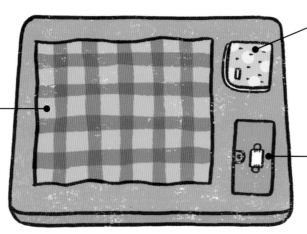

## 机に
## ふきんをしこう

ふきんは、毎日せんたくしてある清潔なものを使います。

## 給食用の
## おてふきタオル

マスクを外すので、くしゃみやせきが出そうなときは、これで口をおさえましょう。

## マスク入れ

食べ終わったらすぐにマスクをつけられるように、机の中などに入れておきましょう。

# 配ぜんするときは
# おたまやトングを使い回さない

　配ぜんをするときに使うおたまやトングなどは、係の中でも決まった人だけがさわるようにしましょう。何人もの人がさわると、それだけ感染の可能性が高まってしまうからです。

　配ぜん係ではない人が、勝手におたまやトングを使って自分のおかずの量を減らしたり、おかわりをしたりするのはさけたほうがいいでしょう。

　量を増やしてほしいときや少なくしてほしいときは、配ってもらうときに伝えるのもひとつの方法です。ただし、そのときはおたがいマスクをしていることをちゃんと確認してから話しましょう。

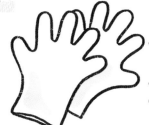

みかんなどのフルーツを直接手で配る必要があるときは、ビニールの手袋を使うといいでしょう。

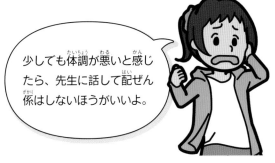

少しでも体調が悪いと感じたら、先生に話して配ぜん係はしないほうがいいよ。

## クイズ 6　まちがっているのはどこ？

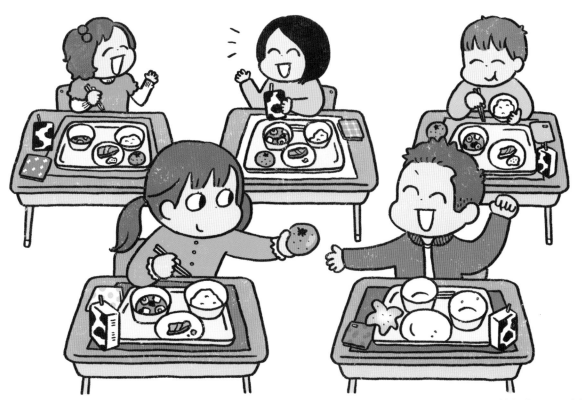

答えは38ページ →

## クイズ 6 の答え

### 給食中はおしゃべりしない
給食を食べるときは、マスクを外すので、ひまつが飛んでしまいます。食べ終わってマスクをつけるまで、近くの席の人としゃべるのはやめましょう。

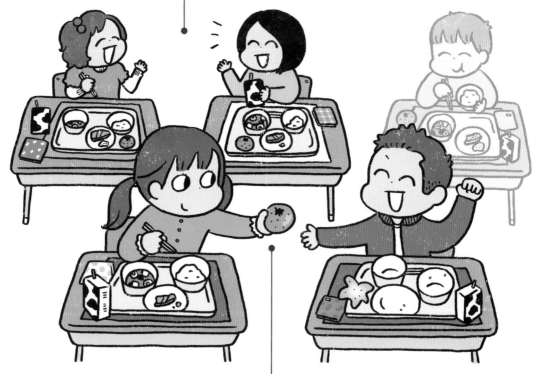

### 友だちからデザートをもらわない
果物など、直接手でさわるようなデザートには、ウイルスがくっついているかもしれません。友だちからもらうのも、あげるのもやめましょう。

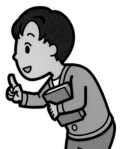

デザート以外のおかずをあげたりもらったりも NG だよ！

## ⚠ 歯みがきは、学校でしない

歯みがきは、虫歯にならないために、食後は必ずしなさいといわれます。学校で給食を食べたあとも、毎日歯みがきをしていた人もいると思います。

しかし、歯みがきをすると、どうしてもひまつがたくさん飛んでしまいます。

感染症がはやっているときには、学校など人がたくさん集まる場所での歯みがきはやめておきましょう。

その代わり、家で歯みがきができる朝食後と夕食後は、いつもよりもていねいにみがくといいですね。

# 給食のメニューもひと工夫

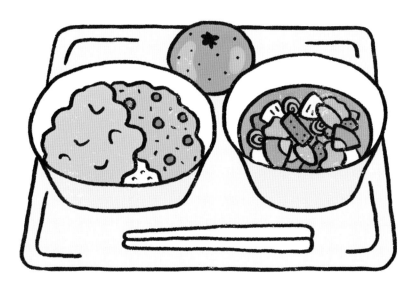

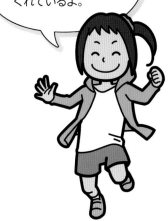

栄養士さん、調理師さんなどが協力して、メニューを工夫してくれているよ。

感染症がはやっているときは、感染をさけるため、給食のメニューを工夫している学校や地域があります。

おかずの種類が多くなると、それだけ配ぜんの手間も増え、ウイルスが入ってしまう可能性が高まります。

そこで、できるだけ品数を減らしつつ、必要な量や栄養がとれるようなメニューを、栄養士さんや調理師さんが協力しあって考えてくれています。

## こんなときはどうする？

## 手で食べるメニューが出たときは？

食べる前にていねいに手を洗っていれば、果物やパンなどを手で食べてもだいじょうぶ。ただし、友だちのものをもらうのはやめておこう。

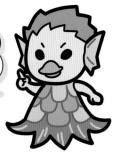

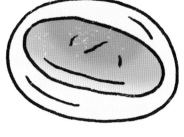

## おかわりがしたいときは？

## → 先に配ぜん係に大盛りにしてもらおう

配ぜん係ではない人が、自分でおかわりをよそうのはやめましょう。たくさん食べたいときは、盛りつけてもらうときに多めにしてほしいことを伝えるのがいいですね。

欠席者がいて、牛乳やプリンなどが配られずにあまっているときは、先生にいってからもらうようにしましょう。

## そうじ

# "マスク"&"換気"でそうじをしよう

そうじは、近くの窓や戸をできるだけ開けて、換気をしながら行います。もちろん、マスクをすることも忘れてはいけません。また、一か所に人が集まらないように、分かれてそうじをするようにしましょう。

そうじのときは、ほうきやちりとりなど、共有の道具をさわります。また、机やいすなど、他の人のものをさわることもあります。そこからウイルスが自分の手にくっつくことがあるので、十分に注意しましょう。

そうじが終わったあとは、ていねいに手を洗いましょう。それまでは、さわる必要のないものはなるべくさわらないようにしましょう。

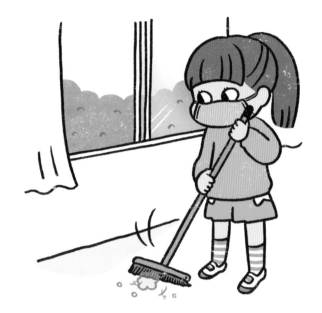

### ⚠ 気をつけるポイント

### ☑ そうじ中は自分の顔をさわらない

共有のそうじ道具を使ったり、他の人の持ちものやみんながふれる場所などにさわったりしているので、ウイルスが手にくっついている可能性があります。そうじが終わって手を洗うまでは、顔をさわらないようにしましょう。

### ☑ 落ちているマスクは素手で拾わない

使い終わったマスクが、地面に落ちていることがありますね。そうじ中に見つけたときは、直接手で拾わないようしましょう。ウイルスがくっついている可能性が高いですから、割りばしやトングなどでつかみ、すぐにゴミ袋に入れましょう。

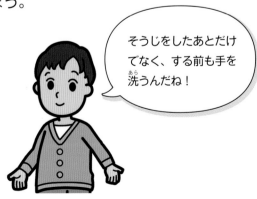

そうじをしたあとだけでなく、する前も手を洗うんだね！

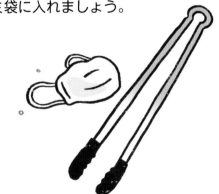

# これはしたほうがいい？　しなくていい？

## ゴミ捨ては？ ➡️ ◯ したほうがいい

ゴミ箱にゴミがたまっていてあふれそうだと、中に捨ててある鼻をかんだティッシュなどから、ウイルスが出てくる可能性があります。また、だれかがゴミ箱にぶつかって、中のゴミをばらまき、ウイルスが飛んでどこかにくっつくこともあります。そういうことを防ぐためにも、ゴミ箱のゴミは毎日捨てたほうがいいでしょう。

鼻をかんだティッシュなどは、ビニール袋に入れて口を結んでからゴミ箱に捨てるといいですね。

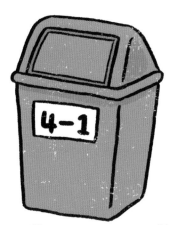

ゴミ箱は、フタがあるほうが安全です。ゴミを捨てるときは、フタをしたまま運びましょう。

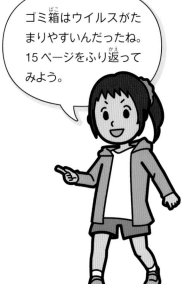

ゴミ箱はウイルスがたまりやすいんだったね。15ページをふり返ってみよう。

## げた箱そうじは？ ➡️ ✕ しなくていい

くつには、地面にあったウイルスがくっついている可能性があります。他の人のくつをげた箱から取り出して、中をふくようなそうじは、ウイルスが手にくっついてしまうかもしれないので危険です。感染症が流行しているときはやめておきましょう。

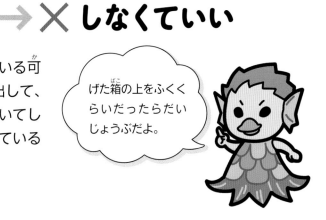

げた箱の上をふくくらいだったらだいじょうぶだよ。

## アルコール消毒※は？ ➡️ ◯ したほうがいい

みんながよくさわるものや場所を、アルコールで消毒するのは有効です。学校にもよりますが、アルコール消毒は先生が行っているところが多いようです。

自分たちでアルコール消毒を行ってもいいですが、アルコールに対してアレルギーを持っている人や、はだが弱くてあれてしまう人もいるので注意が必要です。

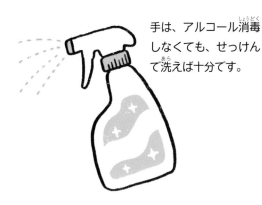

手は、アルコール消毒しなくても、せっけんで洗えば十分です。

見てみよう！　※アルコール消毒→3巻 P.12、13

## クラブ活動

### 運動系のクラブは エアーで応援など工夫する

　ドッジボールや卓球など、共有の球や道具を使う競技をするときは、ウイルスがついている可能性があるので注意しましょう。

　応援するときは、マスクをつけたうえで、大声を出さないように気をつけましょう。チームに得点が入ったときは、はく手や実際に手をふれないですむエアハイタッチをするといいですね。

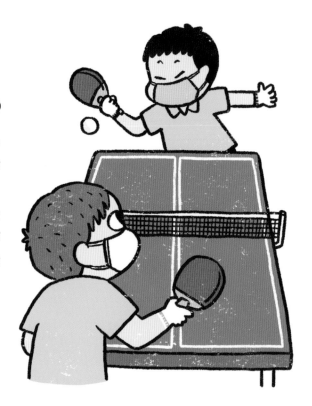

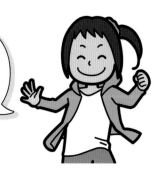

> 競技中も大声を出さなくてすむよう、サインをあらかじめ決めておくといいね。

### 文化系のクラブは密にならないように

　文化系のクラブは、音楽室や図工室など、教室に集まることが多いので、密にならないように注意しましょう。

　授業中の注意点と似ていますが、マスクをしてきょりをとり、換気をすることが重要です。

　あいている教室があれば、そこも借りて、一部屋ごとの人数を少なくすると、より安全に活動することができます。

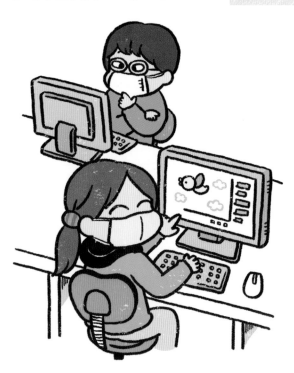

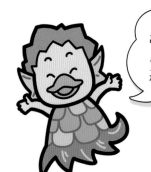

> あいている教室を使うときは、事前に先生に相談しておこう。

## 委員会・係

委員会ごとの話し合いは、回数や集まる人数を減らして行うといいね。

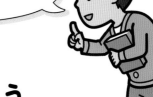

# 放送委員 ➔ マイクなどは消毒して使う

放送のブースにひとりでいるときは、マスクを外してもかまいません。ただ、そのときにひまつがマイクに飛びますから、放送後はマイクを消毒する必要があります。

何人かの人がマイクを共有すると、感染が広まってしまうことがあるので、ひとりが使い終わったら必ず消毒しましょう。消毒のしかたについては先生に相談しましょう。

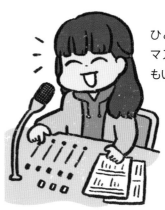

ひとりのときはマスクを外してもいいです。

# 図書委員 ➔ カウンターにパーテーションを置く

コンビニエンスストアのレジなどで見かけるとうめいなパーテーションを用意し、図書室の貸し出しカウンターに設置するとよいでしょう。

カウンターにいる図書委員の人数はなるべく少なくし、時間ごとの交代制にするとよいでしょう。

何人もの人がさわった本を何冊もさわりますから、仕事を終えたあとはしっかりと手を洗いましょう。

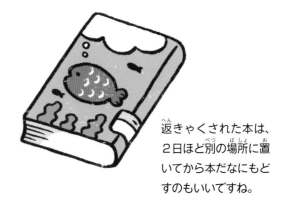

返きゃくされた本は、2日ほど別の場所に置いてから本だなにもどすのもいいですね。

# 保健委員（係）➔ 具合が悪い人がいたら先生にいう

具合が悪い人を見つけたり、声をかけられたりしたら、すぐに先生に報告しましょう。

感染症がうたがわれる場合は、他の人への感染を防ぐため、保健室ではない部屋に連れて行くことがあります。先生にいわずに、勝手に保健室へ連れて行くことがないようにしましょう。

心配だからといって、そばにつきそったりせず、先生に任せることが重要です。

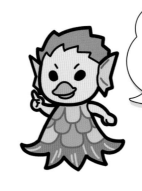

これまでの保健委員や保健係の仕事とは、ちがってくるところがありそうだね。

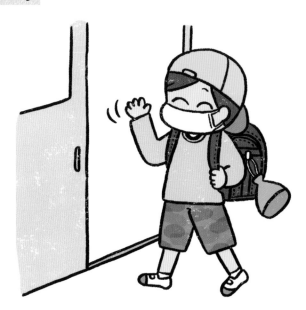

## 下校

# 用がないときは早く家へ帰ろう

放課後は、教室に残っておしゃべりをしたりせず、すぐに家へ帰りましょう。

ただし、下校のときは、昇降口が混み合って密にならないように、時間をずらして下校させている学校もあるようです。そういう場合は、順番がくるまで教室で待たなくてはなりませんが、マスクをつけたままで換気をしながら待ちましょう。

登校のときと同じように、できるだけ小人数で帰るほうが安全です。

ひとりで帰るときは、人目のある道を帰りましょう。防犯ベルを持っておくといいですね。

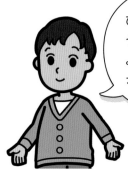

ひとりで帰っていても、とちゅうで友だちに会うこともあるよね。密にならないよう、ふざけっこをしないで帰ろうね。

みんなが帰ったあとも、先生は教室の消毒をするなど、いそがしくすごしているんだよ。

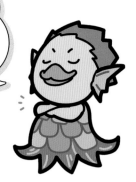

### ⚠ 気をつけるポイント

### ☑ 先生のお手伝いをする ときはマスクをつけて

教室内の人数が減っていても、消毒などのお手伝いをするときは、マスクをつけておきましょう。

アルコールに弱く、はだがあれてしまうことがあるので、無理をせずにできることを手伝いましょう。特に手伝えることがなさそうな場合は、早く帰りましょう。

### ☑ 忘れものは 取りにもどらない

忘れものを取りにもどると、新たにウイルスを持ちこむ可能性があります。

先生がせっかく消毒し終わった教室に再び入ると、消毒をやり直さなくてはいけなくなってしまいます。忘れものをしないように気をつけ、してしまっても取りに行かないようにしましょう。

44

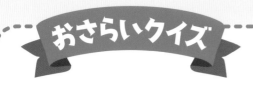おさらいクイズ

答えは 46 ページ →

**①** 学校生活の中で、
手を洗うタイミングはいつだったかな？

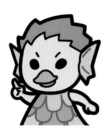

ヒント
この本に出てきた （手洗いマーク）をさがしてみよう！

**②** 学校でマスクを外していいのは
いつだったかな？

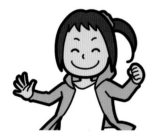

ヒント
マスクを外している絵をさがしていくと、わかりやすいよ。

**③** 家ではふつうにするけれど、学校の水道では
さけたほうがいいことは何だろう？

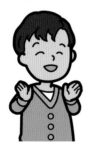

ヒント
ふたつあるよ。どちらも健康のために必要なことだけど……。

**④** 休み時間、友だちと話したり遊んだりする
ときには、どんなことに気をつけたらいい？

## **おさらいクイズ** の答え

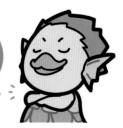

全部できたかな？
わからなかったところ
は、ページをもどって
確認しておこう！

### ①

教室に入る前（P.8）

体育の授業のあと（P.19）

実験する前とあと（P.20）

調理実習のとき（P.23）

図書室の本にさわる前とあと（P.24）

トイレのあと（P.31）

外遊びをしたあと（P.33）

休み時間（P.34）

給食を食べる前（P.36）

そうじが終わったあと（P.40）

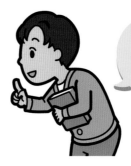

こんなに何回も手を
洗うんだね！

外から中へ入るときや、共有のもの
をさわったあとに手を洗います。
手をよく洗って、ウイルスがいない
状態にすることで、自分の身だけでな
く、他の人の身も守ることができます。
みんなでしっかりと手を洗って、感染
症にかからないようにしたいですね。

### ②

暑いとき

人が近くにいないとき

体育の時間

給食の時間

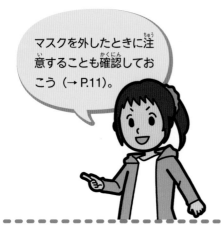

マスクを外したときに注
意することも確認してお
こう（→ P.11）。

### ③

### 「ならんでうがい」と「歯みがき」

うがいと歯みがきは、どちらもひまつが飛びや
すいです。学校の水道はみんなで使うものなので、
感染症流行中は気をつけて使いましょう。

### ④

### 話すときはきょりをあける
### 友だちの首から上をさわらない

友だちにうつさない、うつされないためのルー
ルです。マスクも忘れずに。

# 「フェイスシールド」って何?

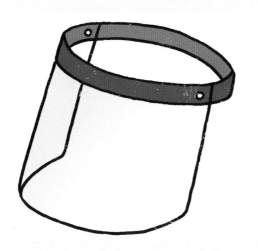

フェイスシールドはもともと、作業中に顔に飛んでくるものが目や鼻、口などに入るのを防ぐために作られたもので、医療現場以外でも使われることがあります。

医療現場のフェイスシールドは、医師や看護師の感染を防ぐために使われていますが、感染症が流行してからは、広く一般の人にも使われるようになりました。

## 正しい使い方は?

フェイスシールドをすると、相手のひまつを防ぐことはできますが、自分のひまつが飛んでしまいます。近くで人と話すときは、フェイスシールドだけでなく、マスクもつけましょう。

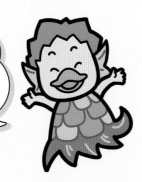

相手がマスクをしていないときに、相手のひまつがかからないようにフェイスシールドをつけるよ。

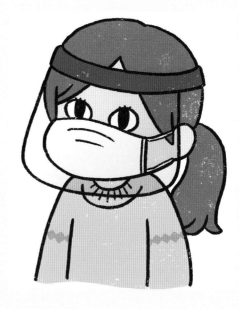

## 簡易フェイスシールドの作り方

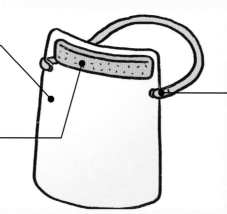

①Ａ4サイズのとうめいなクリアファイルを半分に切って横にして使う。

②スポンジを細長く切って、両面テープで①のクリアファイルにとめる。

③上の両はしに穴あけパンチで穴をあけて、かみをしばるゴムを通してしばる。

※ハサミやパンチ、プラスチックのはしなどでけがをしないように注意しましょう。

# さくいん

**監修**

日本感染症学会専門医

# 佐藤昭裕

KARADA内科クリニック院長。医学博士。日本感染症学会専門医。総合診療医として全身の幅広い診療と、感染症専門医としてHIV感染症や結核、マラリアなどの診療に加え、集中治療、院内感染対策、ワクチン診療などに従事。「東京都感染症マニュアル2018」や「感染症クイック・リファレンス」などの作成に携わる。東京医科大学病院感染症科医局長や東京医科大学茨城医療センター感染制御部部長、感染症科科長などを歴任し、現職に至る。 著書『感染症専門医が普段やっている 感染症自衛マニュアル』(SBクリエイティブ)。

**参考文献**

『感染症専門医が普段やっている 感染症自衛マニュアル』(SB　クリエイティブ)
https://www.ncbi.nlm.nih.gov/pmc/articles/PMC7115329/
https://www.nejm.org/doi/full/10.1056/NEJMc2004973
https://www.thelancet.com/journals/lanmic/article/PIIS2666-5247(20)30003-3/fulltext

カバー・キャラクターイラスト　カワモトトモカ
イラスト　松本麻希
デザイン　高橋里佳、桑原菜月 (Zapp!)
DTP　　 茂呂田剛 (M&K)
執筆　　 たかはしみか
編集　　 株式会社スリーシーズン (伊藤佐知子、永渕美加子)
校正　　 株式会社夢の本棚社

知っておきたい!
# 新しい生活様式 ❷
## 学校生活での感染予防と新しい生活様式

2021年4月1日　初版発行

監修　　佐藤昭裕
発行者　岡本光晴
発行所　株式会社あかね書房
　　　　〒101-0065　東京都千代田区西神田3-2-1
　　　　☎03-3263-0641(営業)　03-3263-0644(編集)
印刷所　株式会社精興社
製本所　株式会社難波製本

ISBN978-4-251-09416-2 C8347
©3Season ／ 2021 ／ Printed in Japan
落丁本・乱丁本はおとりかえします。
https://www.akaneshobo.co.jp

NDC 498
監修　佐藤昭裕
知っておきたい! 新しい生活様式 ②
学校生活での感染予防と新しい生活様式
あかね書房　2021　48P　31×22cm

# 知っておきたい！
# 新しい生活様式

監修／佐藤昭裕（日本感染症学会専門医）